AF343314

# LETTRE

## DE MONSIEUR DE REYNAL,

Ancien Chirurgien des Armées du Roi.

*A Monsieur * * * ancien Conſul aux Echelles du Levant, au ſujet d'une matiere volatile, propre à purifier l'air infect & contagieux.*

# MONSIEUR,

Des combinaiſons chimiques m'ont conduit par degrés à la connoiſſance d'une matiere volatile, dont le premier uſage eſt de purifier l'air.

Cette découverte a éprouvé un examen très-ſévere à l'Hôtel Royal des Invalides de la part de M. Morand, Inſpecteur Général des Hôpitaux Militaires, qui en a fait ſon rapport au Miniſtre; j'ai lieu d'eſpérer après cela que le détail racourci que je vais vous tracer, pourra mériter l'honneur de votre confiance.

On cherche depuis long-tems à purifier un air infect & contagieux. Le Ventilateur de Londres, le Réchaud de M. Duhamel, & les vûes des autres Savans ne nous offrent que des machines célebres pour la rénovation de l'air; leurs efforts ont ranimé mon émulation, & leurs lumieres ont éclairé ma marche pour faifir l'objet de mes recherches.

J'ai penfé que * renouveller l'air n'étoit pas le purifier, que c'étoit fimplement faire fuccéder un air frais, c'eft-à-dire débarraffé, à un air déjà échauffé & prêt à fe corrompre, ce qui ne fuffit pas dans le cas où toute la maffe eft infectée : je me fuis donc moins occupé de cette découverte, qui eft fuffifamment établie, que de définfecter l'air, non-feulement en l'agitant, mais encore en le dilatant, afin qu'il acquît, premierement, un furcroît de circulation dans fes parties inteftines, qui eft le premier principe de la pureté ; fecondement, afin qu'en s'uniffant à des êtres plus analogues, il laiffe précipiter les parties hétérogenes, qui en l'embaraffant occafionnent fa putréfaction.

Par l'analife des aromats reconnus dans la nature les meilleurs & les plus abondans, j'ai préparé une matiere que j'appelle volatile, parce que la fubtilité de

* Phyfique Expérimentale, Tome 3, page 181.

fon évaporation, qui ne fe fait que par l'u-
fage du feu, ne laiffe cependant apperce-
voir aucune fumée ; fon exhalaifon infen-
fible prefque à tous les fens, purifie l'air in-
fecté, & guérit les hommes & les animaux
des fléaux de fa contagion.

Sans prétendre affoiblir le prix des aromats éprouvés, ni l'utilité des balfamiques
& des remedes internes, cardiaques, ale-
xiteres & fudorifiques, je propofe un
moyen plus affuré, plus facile, moins dif-
pendieux & plus étendu dans fes effets.

Cette matiere volatile accroît ou reffere
fes effets, felon l'étendue ou la diminution
des degrés de fa préparation.

A fon premier dégré de préparation,
fa falubrité fe borne à purifier l'air extérieur d'une ville infectée par des vapeurs
contagieufes. Dans ce premier degré de
compofition, elle offre deux avantages
qui la placent au-deffus des aromats.

Premierement, on peut fe la procurer
abondamment & à peu de frais, au lieu
que les aromats font rares & fort couteux.

Secondement, quoique fon premier degré de préparation ne divife point toutes
fes parties branchues & fuligineufes, elle
donne à l'air une élafticité qu'il ne fauroit
jamais acquérir par l'évaporation des aromats, qui loin de le fubtilifer, ne font que
l'appéfantir.

Cette premiere préparation rend cette matiere susceptible d'un nouveau degré de subtilité ; & dès-lors, son efficacité désinfecte l'air intérieur des maisons, les navires empestés, les cargaisons de toutes especes, sans craindre la plus légere altération, les hôpitaux si contagieux aux blessés, par l'odeur qui les infecte, les prisons si funestes, par les exhalaisons putrides qu'elles retiennent.

Cette même matiere, à son deuxiéme degré de préparation, porte sa salubrité dans l'intérieur des hommes, contre les maladies épidémiques, les fievres malignes & putrides ; & il me seroit facile d'exalter ses ressources en détaillant ses heureuses expériences, pour le scorbut, dans les maladies du poulmon & de la poitrine, pour l'hydrophobie ou la rage, & pour la morsure ou piquûre des insectes & reptiles venimeux : elle porte sa salubrité dans l'intérieur des animaux, contre les maladies épidémiques.

Une cassolette remplie de cette matiere portée sur soi, devient une ressource assurée contre les effets aussi subits que dangéreux de toutes les maladies contagieuses : enfin trois mixtes extraits de la premiere indication composent une nouvelle matiere infiniment utile aux ouvriers qui travaillent à nettoyer les aisances des maisons.

Il ne s'agit que de les préserver de ce qu'ils appellent le plomb , auquel ils ne peuvent résister qu'avec quantité de charbon allumé ; toute autre matiere combustible les y suffoqueroit ; ou bien ils y seroient incommodés par les odeurs mêmes les plus suaves. Cette matiere n'exhale aucune odeur , & n'est propre qu'à dilater l'air trop froid & trop pesant qui souvent occasionne leur mort.

Il s'agit maintenant de déterminer la maniere dont on doit conduire l'évaporation ; on pourroit simplement mettre une cassolette de matiere volatile , sur la braise allumée : mais pour que l'évaporation soit faite avec plus de ménagement ou d'œconomie , je crois qu'il seroit utile de renfermer la cassolette dans mon réchaud-à-vent , auquel on ajouteroit un tuyau terminé en pointe , qui recevroit les vapeurs de la matiere & aideroit à l'accélération de son mouvement.

Il est un inconvénient auquel on pourroit rémédier par l'usage du réchaud clos ; c'est celui du feu qu'on auroit à craindre , en faisant usage des réchauds connus. Celui que je propose ne donne aucune étincelle ; j'en donne ici un modele ; & ceux à qui le méchanisme n'en paroîtra point indifférent , pourront en faire usage : au moins je puis me persuader qu'il doit favo-

rifer les précautions néceffaires , lorfqu'il
s'agit de faire exhaler la matiere dans l'intérieur d'un navire , & fur-tout lorfqu'il
eft chargé de liqueurs fpiritueufes , dont
les exhalaifons pourroient facilement s'en-
flamer.

Je ne me déguife aucun des foupçons qui
accompagnent les découvertes des obfer-
vateurs chymiques , & je fens combien le
Public doit fe précautionner contre le pom-
peux étalage des compofitions toujours
trop univerfelles ; je n'exige point d'avan-
ce fon fuffrage pour ma matiere volatile ; je demande feulement qu'il mefure
fa confiance au degré de fon utilité.

Cette matiere étant fpiritualifée & fort
éthérée , une petite quantité fuffira pour
manifefter fes effets.

J'ai l'honneur d'être , Monfieur ,

Votre très-humble<br>ferviteur , &c.

# USAGE DES RECHAUDS.

POur l'extérieur des villes , on se servira du Réchaud à vent avec son tuyau
coudé , d'une longueur proportionnée ,
garni de charbon ou de braise avec plu-
sieurs cassolettes.

Pour les navires , appartemens parque-
tés , prisons , écuries , &c. on se servira
du Réchaud clos.

La plus forte cassolette sera de quatre
onces de matiere.

Le métal le plus propre pour les Réchauds & les cassolettes est le fer battu.

Je serai d'avis de ne faire usage dans tous
les cas que du Réchaud clos , garni de sa
capsule rougie au feu , parce que le charbon ou la braise est toujours chargée des
principes fuligineux.

*Vû l'Approbation, permis d'imprimer, à la char-
ge d'enregistrement à la Chambre Syndicale. Ce 17
Février 1756 , BERRYER.*
L'Auteur demeure rue des Poitevins, à l'hôtel de Mégrigny.

De l'Imprimerie de LE BRETON, rue
de la Harpe , 1756.

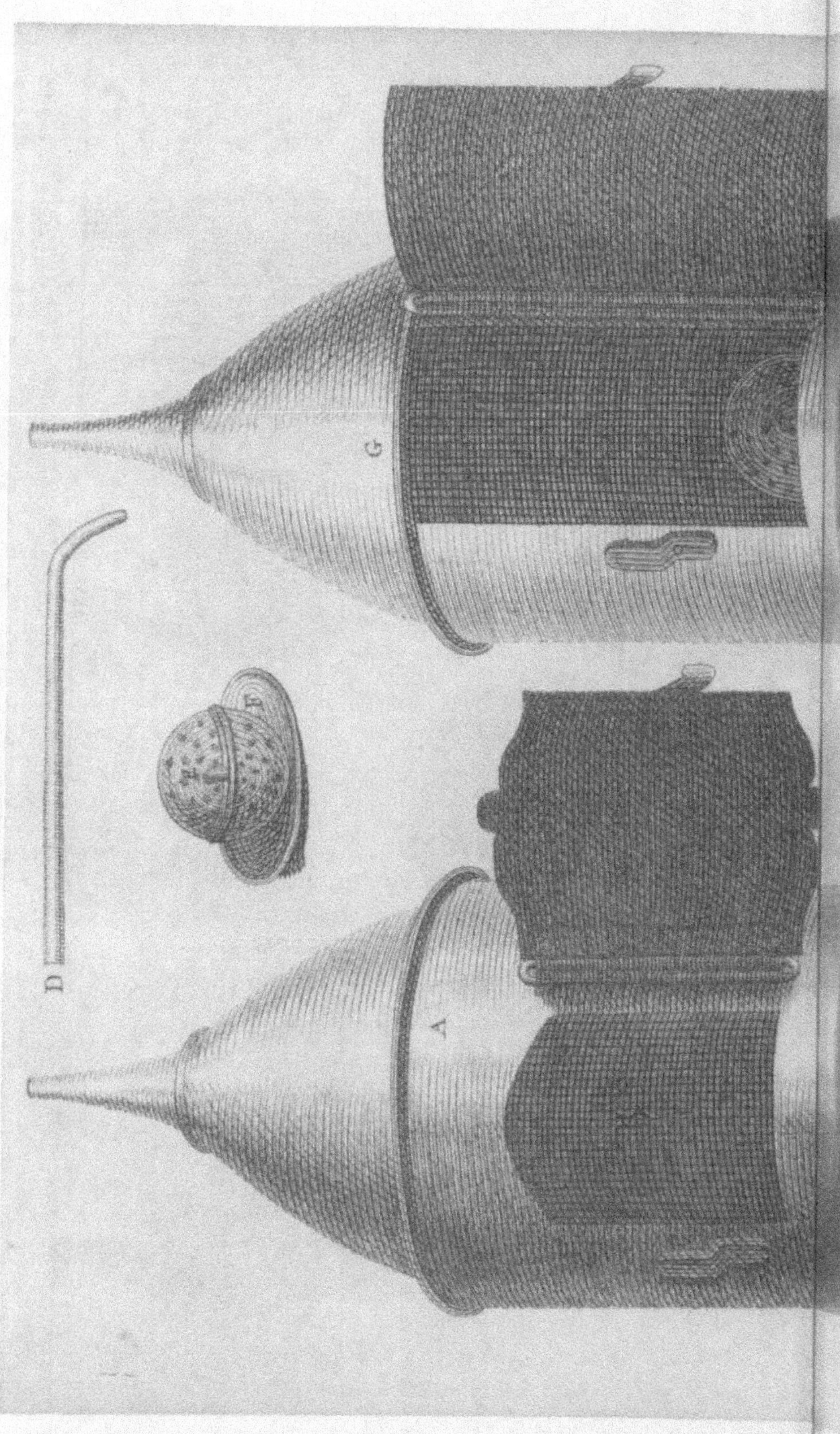

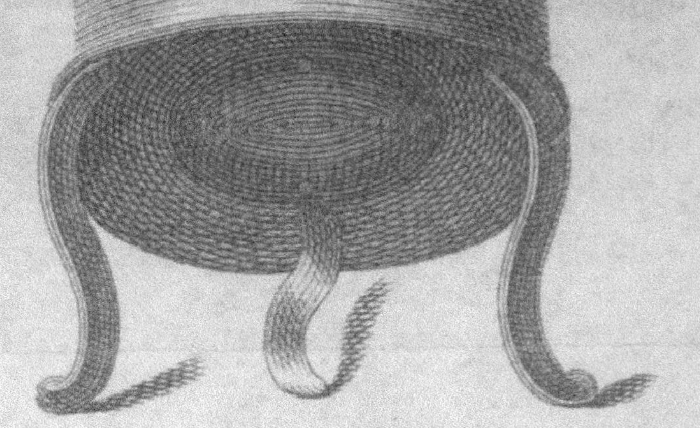
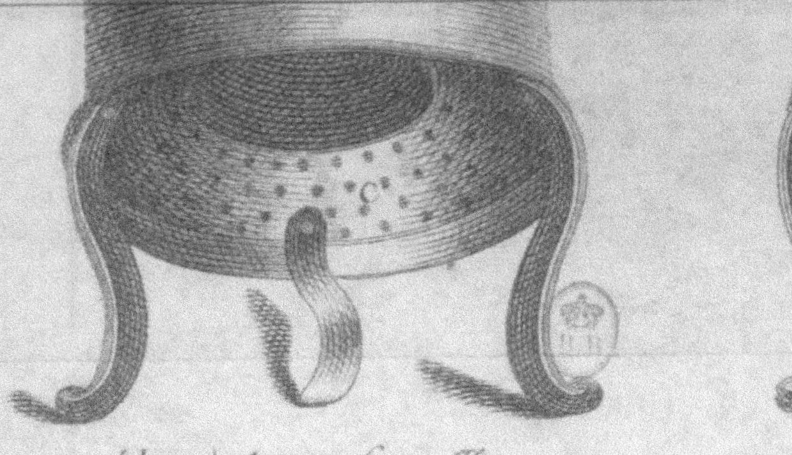

A. Réchaud Avent fig 1.ere

A. Corps du réchaud avent Convex dans son fonds

B. ouverture interieur pour introduire la braise et la Cassolette

C. fonds du Réchaud faiten gril un peu serré pour Contenir la Braise et pour laisser passage a l'Air pardessous.

D. tuyau qui va en rétrecissant jusqu'a son extrémité superieure pour etre adapté au Réchaud avent.

G. Réchaud Clos fig. 2.eme

G. Réchaud Clos Concave dans son fonds interieur pour metre la Capsule et la Cassolette ou Sphéroïde de tole.

fig 3.eme E. Sphéroïde de tole percé partout Come une Rape pour Contenir la matiere volatile et en laisser libre l'Evaperation.

P. Capsule de fer que l'onfait rougir au feu dont l'ondoit se Servir aulieu de braise dans les Réchauds Clos pour mettre en jeu les principes actifs de la matiere Volatile.

la mème Cassolette servira pour les Réchaud Comuns garnis de Braise alumée.